Homöotherapie der Bewegungsstörungen im Kindesalter

Infantile Zerebralparesen, zentrale Koordinati
Tonusstörun

Von H. Pfei

Infantile Zerebra

Der engagierte Orthopäde *Thom* [1] hat 1982 das Werk „Die infantilen Zerebralparesen" neu herausgegeben. In der Einführung von *David* [2] lesen wir: „Die infantilen Zerebralparesen stellen Störungen des Bewegungsablaufes dar. Sie sind bedingt durch Läsionen des sich entwickelnden Gehirns bis zum Ende der Markreifung im 4. Lebensjahr. Sie führen zu Tonusstörungen der Muskulatur, Haltungsanomalien, motorischen Deformationen und Störungen im Rahmen des Bewegungsablaufes, im Sinne einer spastischen Lähmung und/oder Athetose. **Ihre Behandlung stößt zum Teil auf große Schwierigkeiten** und setzt eine genaue Kenntnis der Morphologie und Funktion des Bewegungsapparates sowie seiner Störungen voraus."
Bewegungsstörungen sind gar nicht selten und für jedes Krankheitsgeschehen von großer Bedeutung. Häufig denken wir bei einer Bewegungsstörung zunächst nur an die schweren Formen der Bewegungsstörungen, wie Spastik oder Athetose, die „nur" 1—2‰ der Kinder betreffen und lassen zunächst die sogenannten minimalen cerebralen Dysfunktionen (MCD) außer acht. Die MCDs finden sich aber bei einem nicht unbeträchtlichen Teil der Bevölkerung, der zahlenmäßig bisher noch nicht genau erfaßt ist.
Um die tatsächliche Verbreitung solcher Störungen sichtbar zu machen, genügt als erster Hinweis, daß alle nur denkbaren sogenannten orthopädischen Leiden unmittelbare Folgen einer schon im frühen Kindesalter vorhandenen zentralen Koordinationsstörung sind.
Eine leichte zerebrale Dysfunktion wird nicht immer gleich als Bewegungsstörung auffallen, sondern äußert sich in der sekundären Veränderung der Körperhaltung und des Verhaltens in Folge der Tonus- und Koordinationsstörung.
Als Beispiel dafür brauchen wir nur die Rückenbeschwerden zu betrachten, die in den Industriestaaten seit Ende der 50er Jahre enorm zugenommen haben, nach Angaben der Züricher Universitätsklinik Balgrist von 1959—1979

um über 80%. Im Röntgenbild sind bei 60% aller Frauen und 80% aller Männer über 50 Jahre degenerative Veränderungen der Wirbelsäule zu erkennen [3]. Diese degenerativen Veränderungen sind unmittelbare Folge einer zentralen Koordinationsstörung. Der kausale Zusammenhang zwischen Koordinationsstörung und Wirbelsäulenveränderungen ist bisher nur von einzelnen neurophysiologisch orientierten Orthopäden gesehen worden.
Damit wird die Dimension der Bedeutung einer guten Behandlung der Bewegungsstörungen im frühen Kindesalter sichtbar. Jede frühkindliche sensomotorische Störung führt später im Leben zu Folgeerkrankungen. Deshalb ist eine reine Bewegungsstörung im wesentlichen nur im Kindesalter sichtbar. Später ist sie häufig überlagert durch viele andere Symptome, wie gerade schon bei den Rückenbeschwerden gezeigt wurde.
In der Einführung von *Thom* steht auch, daß die Behandlung der Bewegungsstörungen zum Teil auf große Schwierigkeiten stößt. Das gilt genauso für die Folgen jeder zentralen Störung.
Es ist selbstverständlich, daß jede Form einer zerebralen Bewegungsstörung einer krankengymnastischen neurophysiologischen Behandlung bedarf.
Es werden immer wieder Versuche unternommen, eine medikamentöse Behandlung einzuführen, doch bisher ohne wesentlichen Erfolg. Die Therapie beschränkt sich meistens auf schmerzlindernde und, soweit möglich, spasmolytische Wirkung.

Homöotherapie in der Kinderheilkunde

Die Homöotherapie stellt in der Kinderheilkunde die grundlegende Arzneitherapie dar. Sie kann bei allen Krankheiten und Störungen im Kindesalter, also auch bei den Bewegungsstörungen nach der Ähnlichkeitsregel eingesetzt werden. Es darf aber nie vergessen werden, daß gerade im Kindesalter allen Phänomenen, die mit der Reifung und Entwicklung des Kindes zu tun haben, in der Beurteilung von Gesundheit und Krankheit eine wesentliche Bedeutung zukommt und sich daraus auch Therapiemöglichkeiten ergeben, die unabhängig von der homöopathischen Arzneitherapie sind.

Motorik

Die Motorik stellt eine wesentliche Ordnung für den Menschen dar und ihre Veränderung bedeutet eine Störung oder den Verlust von Gesundheit in allen Lebensbereichen. Um einem kranken Menschen aber zur Gesundheit zu verhelfen, ist es notwendig, diese Ordnung wiederherzustellen oder zumindest zu verbessern. *Hahnemann* [4] wußte um die Wichtigkeit der Lebensordnung einschließlich der Motorik, wenn er im § 261 des „Organon" schreibt: *„Die beim Arzneigebrauch in chronischen Krankheiten zweckmäßige Lebensordnung beruht auf Entfernung solcher Genesungs-Hindernisse und dem Zusatze des hie und da nöthigen Gegentheils: unschuldige Aufheiterung des Geistes und des Gemüths, active Bewegung in freier Luft, fast bei jeder Art von Witterung (tägliches Spazierengehen, kleine Arbeiten mit den Armen), angemessene, nahrhafte, unarzneiliche Speisen und Getränke usw."*

Aus diesen Anweisungen *Hahnemanns* geht hervor, daß aktive Bewegung für die Gesundung und Gesundheit notwendig ist, daß ihr Fehlen ein Genesungshindernis darstellt. Eine Bewegungsstörung ist daher nicht nur eine Krankheit an sich, sondern in Beziehung zu allen anderen Lebensbereichen, dem körperlichen, dem geistigen und dem seelischen, krankmachend. Das Vorliegen einer **Bewegungsstörung ist eine chronische Krankheit** und verursacht und unterhält akute und chronische Symptome körperlicher, geistiger und seelischer Art.

Bewegungsstörung

Für das volle Verständnis einer Bewegungsstörung muß diese erst in ihrem ganzen Umfang erfaßt werden. Eine Bewegungsstörung ist eine Störung des **sensomotorischen Systems.** Die Störung betrifft immer gleichzeitig die **Perzeption** (Wahrnehmung aller Sinne) und die **Motorik** (die Bewegung). Die gestörte Perzeption betrifft die gestörte Wahrnehmung durch alle Sinnesorgane, die Oberflächen- und die Tiefensensibilität, Schmerzempfindung, das Sehen und Hören sowie die Geruchs- und die Geschmacksempfindung. Die gestörte Motorik erfaßt das ganze Bewegungssystem, in Ruhe (Körperhaltung) und in der eigentlichen Bewegung (Lokomotion).

Der Ruhezustand entspricht der Körperhaltung. Dafür bedient sich der Körper der myoglobinarmen, blassen Muskulatur. Ihre fast ausschließliche Aktivität fällt besonders in die Nachtzeit. Die Bewegung, das ist die Veränderung

Tab. 1: Vergleich von Stütz- und Zielmotorik

	Stützmotorik	Zielmotorik
Muskulatur	rot, myoglobinreich	blaß, myoglobinarm
Kontraktion	isometrisch	isotonisch
Steuerung	durch Eigenreflexe	übergeordnete Kontrolle
Ontogenese	zuerst entwickelt	später entwickelt

der Körperhaltung in sich und die Ortsveränderung des Körpers, wird von der myoglobinreichen Muskulatur bewerkstelligt.

Bewegung

Die Bewegung als ganze bezieht sich daher auf 3 Systeme: Die **Wahrnehmung,** die **Körperhaltung** und die eigentliche **Bewegung.** Alle 3 Systeme sind für die homöopathische Arzneimittelwahl von Bedeutung, denn aus allen 3 Bereichen lassen sich Symptome des Kranken erfahren. Jeder Bewegungsstörung läßt sich daher auch eine homöopathische Arznei zuordnen, wenn diese Störung in der Gesamtheit ihrer Symptome erfaßt wird.

Posturale Reife

Jede Bewegungsstörung beruht auf einer Unreife des Systems der Körperaufrichtung, der posturalen Reife. Die Aufrichtung des Menschen auf 2 Beine zum Gehen und zum Stehen ist Ausdruck seiner geistigen und körperlichen Reife. Primär bestimmend für die Aufrichtung ist aber die geistige Reife. Ohne diese, ohne das Begreifen der menschlichen Möglichkeit der Aufrichtung gelingt es dem Menschen nicht auf die Beine zu kommen. Es ist für das Verständnis einer zentralen Koordinationsstörung aber von Bedeutung, daß eine Aufrichtung des Körpers auch erfolgt, wenn die geistige Reife dazu vorhanden ist, ohne daß die dazu notwendige körperliche, posturale Reife vollendet ist. In diesem Fall muß der Körper die Aufrichtung mit Hilfe primitiver Haltungs- und Bewegungsmuster bewerkstelligen. Es handelt sich dann aber bei der dann vollzogenen Aufrichtung nicht um einen vollendeten normalen Entwicklungsschritt, da dies nur unter Zuhilfenahme von pathologischen Haltungs- und Bewegungsmustern möglich war. Die erworbene Körperhaltung und Bewegungsfähigkeit ist somit von pathologischen Elementen mitbestimmt. Sie ist daher selbst krankhaft und äußert sich als Haltungsschwäche oder Haltungsfehler und hat für andere Teile des Organismus eine krankmachende Bedeutung.

Tonische Haltungs- und Bewegungsmuster

Diese tonischen Haltungs- und Bewegungsmuster beruhen auf dem System der Primitiv- und der Stellreflexe. Wesentlich sind der asymmetrische und der symmetrische tonische Nackenreflex und der tonische Labyrinthreflex. Diese Reflexe werden bei fehlender posturaler Reife für jede Körperhaltung und

Bewegung andauernd mitbetätigt. So kommt es durch den ständigen Gebrauch zum Verharren der pathologischen Reflexe. Und es kommt zu assoziierten Reaktionen, zu ungewollten Mitbewegungen innerhalb der tonischen Bewegungsschablone. Das führt zu einer Muskelaktivität in Körperbereichen, die für die gewünschte Haltung oder Bewegung nicht benötigt werden. Damit arbeitet der Körper unökonomisch, er benötigt zuviel Muskelaktivität. Er erschöpft sich schnell. Gleichzeitig werden durch die assoziierten Reaktionen vollendete Haltungen und Bewegungen unmöglich, da der Synergismus des gesamten muskulären Systems gestört ist. Da geistige und seelische Prozesse für ihre Expressivität sich des sensomotorischen Systems bedienen, sind die geistigen und seelischen Äußerungen des Menschen, der an einer Bewegungsstörung leidet, auch gestört. Der sensomotorisch gestörte Mensch kann sich somit nicht so ausdrücken, wie er will und kann von den Mitmenschen nicht so verstanden werden, wie er es gerne möchte.

Hysterie

Ein Beispiel dafür ist die Hysterie. Die Hysterie ist nach *Charcot* eine Krankheitseinheit mit vielfältigen, vor allem seelischen Krankheitszeichen bzw. verschiedenen Reaktionsweisen mit „zweckhafter Krankheitsdarstellung". Heute ist die Hysterie ein Begriff zur „Charakterisierung einer bestimmten seelischen Haltung der Unechtheit und des Bedürfnisses, eine Rolle darzustellen". In einer Zeichnung aus der Klinik von *Charcot* ist ein Mann in einem arc hysterique (hysterischen Bogen) dargestellt (Abb. 1). Diese Abbildung zeigt den körperlichen Anteil dieser „psychischen" Störung. Es ist die Körperhaltung in einem vollendeten tonischen Labyrinthreflex-Muster dargestellt. Die Auslösung eines tonischen Reflexmusters bei einem erwachsenen Menschen ist nur möglich, wenn eine zentrale Koordinationsstörung vorhanden ist. Die Hysterie als „psychische" Störung, kann daher nur auftreten, wenn eine organische neurologische Störung vorhanden ist. Alle mit der Hysterie verbundenen subjektiven psychischen Symptome sind von dem Grad der sensomotorischen Störung abhängig. Für das Verständnis einer Krankheit wie der Hysterie und ihrer homöopathischen Behandlung ist, wie bei jeder Erkrankung, die Erfassung der Gesamtheit der Symptome notwendig, somit auch die Erfassung des körperlichen Anteils, der Störung der Körperhaltung und Bewegung.

Dies ist ein Beispiel dafür, wie eine Erkrankung ein subjektives und ein objektives Spektrum hat. Gerade die subjektiven Symptome sind geprägt von dem Grad der Störung der sensomotorischen Reife. Sie sind individuell und nicht

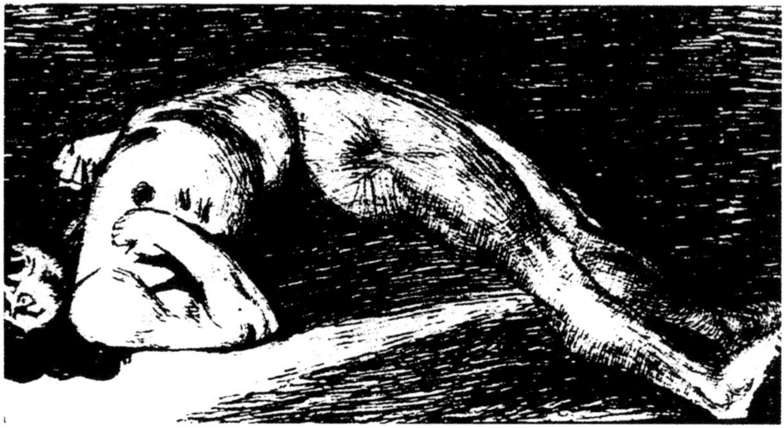

Abb. 1: Hysterie. Anonyme Zeichnung aus der Sammlung von *Charcot* (Paris, Salpètrière. Bibl. Charcot, Klinik für Nervenkrankheiten — Prof. *Castaigne*)

ohne weiteres vom außenstehenden Beobachter nachvollziehbar. Sie sind aber für den davon betroffenen Menschen real. Das gilt auch für die schlimmsten geistigen Wahrnehmungsstörungen, die Wahnvorstellungen.

Geist- und Gemütssymptome

Welch große Bedeutung gerade den Geist- und Gemütssymptomen zukommt, weiß die Homöopathie von ihrem Anbeginn an. *Hahnemann* schreibt im § 213 des „Organon": *„Man wird daher nie naturgemäß, das ist homöopathisch heilen, wenn man nicht bei jedem selbst acutem Krankheitsfalle, zugleich mit auf das Symptom der Geistes- und Gemüths-Veränderungen siehet ..."* In § 215 des „Organon" sagt *Hahnemann* dann: *„Fast alle sogenannten Geistes- und Gemüths-Krankheiten sind nichts anderes als Körper-Krankheiten, bei denen das, jeder Krankheit eigenthümliche Symptom der Geistes- und Gemüths-Verstimmung, sich unter Verminderung der Körpersymptome erhöhet ..."*

Aufgrund unseres heutigen neurophysiologischen Wissens können wir das Wort „fast" aus dem letzten Zitat streichen und durch das Wort ***„immer"*** ersetzen, denn auch alle Geistes- und Gemütskrankheiten beruhen auf einer Störung der posturalen Reife.

Es ist daher in jedem Krankheitsfall notwendig, gerade die Symptome der Sensomotorik zu erfassen, ganz besonders natürlich, wenn die Bewegungsstörung als Krankheit die Hauptdiagnose darstellt.

Systematik der Bewegungsstörungen

Zum Verständnis der gestörten Bewegung müssen wir uns die Systematik der Bewegungsstörungen wieder ins Gedächtnis rufen. Als erstes die Zuordnung der Störung im zentralen Nervensystem (ZNS) zur klinischen Diagnose.

Tab. 2: Zuordnung der Lokalisation der Störung im ZNS zur klinischen Diagnose

Lokalisation der Störung im ZNS	Klinische Diagnose
Hirnrinde	Hypotonie
Stammganglien	Athetose
Pyramidenbahn	Spastik
Kleinhirn	Ataxie

Die Schädigung der Hirnrinde führt zu einer **Hypotonie** mit andauernd erniedrigtem Muskeltonus. Die **Athetose** hat ihren Ursprung in einer Schädigung der Stammganglien und ist gekennzeichnet durch den zu niedrigen Tonus in Ruhe und die überhöhte Tonussteigerung bei Aktivität. Eine dauerhafte Erhöhung des Muskeltonus kommt bei der **Spastik** infolge einer Verletzung der Pyramidenbahn und der ungenügenden Markscheidenreifung zustande. Die **Ataxie** ist die Folge einer Störung der Zellen im Kleinhirn mit einer Erhöhung des Muskeltonus, gleichzeitig in den Beuge- und Streckmuskeln und der damit verbundenen Erschwernis jeder Lageveränderung des Körpers.

Sensomotorischer Reaktionstyp

Unabhängig von einer sensomotorischen Störung ist bei jedem Menschen ein bestimmter sensomotorischer Reaktionstyp (nach *Pfeiffer-Meisel* [5]) vorherrschend. Im Gegensatz zur fixierten zentralen Koordinationsstörung ist dieser Reaktionstyp veränderbar, in Abhängigkeit von den auf den Organismus wirksamen körperlichen, geistigen und seelischen Reizen. Er verändert sich beim gesunden Menschen entsprechend seinem Lebensalter und seiner Entwicklung. Der sensomotorische Reaktionstyp ist abhängig von der vorherrschenden Diathese des Menschen. Daraus ergibt sich, welche Fähigkeiten bei einem Menschen überwiegen. Dies äußert sich auch in der Berufswahl und bestimmt somit in jeder Hinsicht die individuelle Entwicklung.

Das gesunde Kind hat einen **hypotonen** Reaktionstyp, seine Fähigkeit ist das Lernen, wie es sich als vorwiegende Betätigung bis ins Jugendalter als Schüler

Tab. 3: Zuordnung von sensomotorischem Reaktionstyp, Lebensalter, Diathese, Tätigkeit, Beruf und Individualität

Reaktionstyp	Alter	Diathese	Tätigkeit	Beruf	Individualität
hypoton	Kind	Psora	Lernen	Schüler	unselbständig
athetoid	Jugend	Tuberkulinie	Schöpfen	Künstler	selbständig
spastisch	Erwachsen	Sykose	Produzieren	Manager	selbständig
ataktisch	Alter	Syphilinie	Erhalten	Beamter	unselbständig

fortsetzt. In dieser Abhängigkeit von den Eltern und den Lehrern ist der Mensch unselbständig. In der Jugend reagiert der Mensch **athetoid,** er beginnt aus seinem Wissen zu schöpfen, er wird selbständig. Menschen, die dies ihr Leben lang beibehalten, werden meist künstlerisch tätig sein. Im Erwachsenenalter verhält sich der Mensch vorwiegend **spastisch,** er produziert das, was er gelernt und geschaffen hat, er übt sich als Manager, er ist in dieser Tätigkeit auch selbständig. Im Alter bestimmt das **ataktische** Reagieren den Menschen. Er wird das, was ihn sein Leben lang bestimmt hat, zu erhalten versuchen. Menschen, die dies schon in jungen Jahren tun, geben gute Beamte ab, die unselbständig arbeiten können.

Homöopathie und Neurophysiologie

Die homöopathische Lehre erlaubt diese sensomotorischen Phänomene noch besser zu verstehen, wenn eine Beziehung zum Miasma, eine Zuordnung zur Diathese, zum Temperament und schließlich zu einem exemplarischen Arzneimittelbild hergestellt wird. Die Arzneisymptome einer bestimmten Arznei charakterisieren die wesentlichen Erscheinungen jeder Form von Bewegungsstörung.

Tab. 4: Zuordnung von Bewegungsform, Diathese, Temperament und Arznei

Bewegung	Diathese	Temperament	Arznei
Hypotonie	Psora	Phlegmatiker	Calcium carb.
Athetose	Tuberkulinie	Sanguiniker	Calcium phos.
Spastik	Sykose	Choleriker	Acidum fluor.
Ataxie	Syphilinie	Melancholiker	Acidum nitric.

Die systematische Betrachtung der einzelnen Bewegungsbilder anhand der Arzneimittelbilder dient der Schulung unserer Wahrnehmungsfähigkeit für

das Sehen, Erfassen und Werten der Symptome gestörter Beweglichkeit.
Aus der Beziehung zwischen den einzelnen homöopathischen Arzneien und bestimmten Formen der Bewegungsstörungen ergibt sich, daß diese Arzneien nach dem Similegesetz der Homöopathie zur Behandlung dieser Störungen geeignet sind.
Die Gesamtheit der Symptome einer Bewegungsstörung erlaubt neben der Stellung einer klinischen Diagnose die Bestimmung der individuellen Arznei.

Formen der Bewegungsstörung

Die Beziehung der homöopathischen Arzneien zu den Bewegungsstörungen zeigt sich darin, daß die Art der zentralen Störung und die Arznei in ihren Symptomen übereinstimmen. Wir kennen die vier Grundformen der zerebralen Bewegungsstörungen:
Hypotonie
Athetose
Spastik
Ataxie
Jeder dieser Störungen können wir eine homöopathische Arznei zuordnen, die in ihren Symptomen das ganze Krankheitsbild in seinem körperlichen, seelischen und geistigen Ausdruck darstellt.

Muskeltonus

Jede Störung des sensomotorischen Systems äußert sich durch einen bestimmten Zustand des Muskeltonus. Von ihm wird jede sensomotorische und vegetative Reaktion des Körpers bestimmt. Je stärker der Tonus von der Norm abweicht, um so weniger ist der Mensch in der Lage, seine wichtigen Körperfunktionen willentlich zu beeinflussen. Damit ist die Reaktionsfähigkeit des Menschen beeinträchtigt mit der Folge körperlicher, geistiger und seelischer Störungen.
Als Beispiel einer Folge von erhöhtem Tonus im körperlichen Bereich sei die essentielle Hypertonie genannt, im seelischen Bereich ist ein Beispiel die Hysterie, wie schon beschrieben, im geistigen Bereich sind es die Lernstörungen, die besonders bei Schulkindern der Anlaß zum Aufdecken einer zentralen Koordinationsstörung sind.
Die Höhe des Muskeltonus bestimmt die Reaktionsweise des afferenten und efferenten Schenkels des sensomotorischen Systems. Von ihm hängt das Maß der Tonusänderung ab, die auf innere und äußere Reize hin möglich ist. Damit

sind bei einer Störung des Muskeltonus die gesamte Wahrnehmung und die statomotorischen Antworten auf einen Reiz ebenfalls gestört. Die Gesundheit oder Krankheit eines Menschen, die Gesamtheit seiner körperlichen, geistigen und seelischen Reaktionen ist abhängig von seinem Muskeltonus und wird von diesem Tonus bestimmt.

Arznei

Beispielhaft wollen wir zunächst einmal folgende Arzneien den Grundformen der Bewegungsstörungen zuordnen:

Tab. 5: Zuordnung der Bewegungsform zur homöopathischen Arznei

Bewegungsform	Arznei
Hypotonie	Calcium carbonicum
Athetose	Calcium phosphoricum
Spastik	Acidum fluoricum
Ataxie	Acidum nitricum

Calcium carbonicum – Hypotonie

Die Hypotonie ist das wesentliche Tonusphänomen von Calcium carbonicum. Die Hypotonie ist andauernd, so daß jede Aufrichtung des Körpers erschwert ist. Dabei ist aber die körperliche Entwicklung nicht wesentlich gestört, solange keine Aufrichtung verlangt wird. Infolge seiner Hypotonie liegt das Kind viel, vorwiegend auf dem Rücken, daraus erklärt sich, daß seine Gestalt gedrungen, stämmig, plump, in die Breite entwickelt ist. Der Kopf ist infolge der Lage auf dem Hinterkopf breit mit stark gewölbter Stirn. Der Gaumen ist flachbogig. Der Brustkorb ist flach, wenig gewölbt, wieder infolge der Hypotonie. Die Gliedmaßen sind kurz, alle Gelenke sind breit, knorrig, die Hände sind groß, weich, „wie ohne Knochen" [6], kühl und feucht, die Finger vorn breit und rechteckig, die Gelenke sind schlaff.

Die Motorik von Calcium carbonicum

Die Motorik von Calcium carbonicum ist durch die Hypotonie bestimmt. Die Arzneimittelprüfungen ergaben folgende Symptome: Calcium carbonicum ermüdet sehr rasch beim Gehen. Es kann infolge seiner Schwäche nicht einmal gehen. Es kommt zu Zuckungen und Krämpfen in den Muskeln. Es besteht eine Unfähigkeit Treppen zu steigen. Es kommt zu rheumatoiden

Schmerzen in allen Muskeln, Knochen und Gelenken. Die Glieder schlafen häufig ein [7]. Sprechen erzeugt ein Schwächegefühl, welches den Kranken zwingt, davon abzusehen. Kinder können nicht gehen; sie haben keine Neigung dazu und setzen die Füße nicht auf. Morgens große Erschöpfung (nach *Hering*).

Die Gliedmaßensymptome von Calcium carbonicum

Für die Gliedmaßen im einzelnen findet sich folgende Beschreibung: „Krampf in einem oder dem andern ganzen Arm. Im linken Arm Schwäche und eine Art von Lähmung. Im rechten Handgelenk ein Schmerz wie von einer Verrenkung. Zittern der Hände. Schmerzhafte Müdigkeit der Unterglieder, besonders der Schenkel und Füße. Hüftschmerzen durch Arbeiten im Wasser. Die Beine schlafen abends beim Sitzen ein. Schmerz in der Wade beim Gehen und Treten“ [8].
Die neurophysiologische Betrachtungsweise macht das Arzneibild von **Calcium carbonicum** durch die **Hypotonie** als vorherrschendem Tonus verständlich.
Im *Kent*schen Repertorium [9]finden sich dafür zahlreiche dreiwertige Symptome:
Kopf: Kälte im Kopf (I 196), eiskalt (I 197); Kopfschweiß nachts (I 200);
Schwindel: beim Steigen auf Anhöhe, Berg (I 169);
Augen: Pupillen weit (III 26);
Ohr: Entzündung Mittelohr (III 87), schwerhörig durch Tubenkatarrh (III 135) (Folge der gestörten Tubenmotorik);
Atmung: Atemnot beim Treppensteigen (III 342);
Abdomen: Empfindlich gegen Kleidung, Gürtel (III 537);
Rektum: Diarrhö bei Kindern, Milch (III 609), bei Zahnung (III 612);
Weibliche Genitalien: verzögerte Menarche (III 769), Menses zu früh (III 764), zu reichlich, zu langdauernd (III 765);
Rücken: Rückgratverkrümmung (II 315);
Extremitäten: Kälte der Unterschenkel (II 473), Füße, abends, im Bett schlechter (II 475); Schweiß Hand (II 523), Fußschweiß (II 525); spät Gehen lernen (II 478);
Allgemeines: Schwäche bei der geringsten Anstrengung (I 441); Empfindungen: Mangel an Lebenswärme (I 462).

Da im **Säuglingsalter** und beim Kleinkind der **hypotone Reaktionstyp** vorherrschen, sind Störungen in diesem Alter meist von einer Hypotonie geprägt. Deshalb ist dies auch das bevorzugte Alter für die Anwendung von Calcium carbonicum.

Calcium phosphoricum — Athetose

Calcium phosphoricum ist gekennzeichnet durch den häufig und stark **wechselnden Muskeltonus,** der in der Ruhephase zu niedrig und in der Bewegung zu hoch ist. Der Tonuswechsel ist zudem sehr plötzlich, auch schon auf geringe Reize hin. Diese Menschen sind daher sehr leicht störbar und meist in Bewegung. Bei ihnen findet sich eine Mischung von Calcium- und Phosphoreigenschaften. Der äußere Habitus wird vom Phosphor bestimmt. Sie sind hochwüchsig, haben abgeplattete Körperformen, der Gaumen ist spitzbogig, der Brustkorb eng und flach, die Gliedmaßen sind spindelförmig, lang, dünn, knotig und der Halte- und Stützapparat ist schwach entwickelt [10].

Die Motorik von Calcium phosphoricum

Aufgrund des niedrigen Ruhetonus ist Calcium phosphoricum wenig belastbar. Die Arzneiprüfungen ergaben entsprechende Symptome: Es besteht Müdigkeit beim Treppensteigen, es muß sich setzen; die Kinder lernen nicht laufen oder verlernen es; Kinder fahren krampfhaft auf, wenn sie auf dem Rücken liegen, das hört auf, wenn sie auf der Seite liegen — hier wird durch die Seitenlagerung ein tonisches Bewegungsmuster unterbrochen, das vorher in Rückenlage für die krampfhaften Bewegungen verantwortlich war. Es besteht ein Gefühl der Lahmheit in den Flexoren — Ausdruck der Hypotonie — und ein plötzlicher Schmerz in den Extensoren — Ausdruck der Hypertonie. Die Extensoren sind mehr betroffen als die Flexoren.

Die Gliedmaßensymptome von Calcium phosphoricum

Für die Gliedmaßen gibt *Hering* [11] folgende Beschreibung: „In den Armen Lähmigkeitsgefühl; Ameisenlaufen. Schmerz in den Knochen des Armes, besonders in denen des Daumens. Die Nates sind wie eingeschlafen. Ein Wundheitsgefühl in den Lenden, mit Schmerz in den Sakralknochen. Schmerzen über dem Knie. Die Knie schmerzen wie verrenkt; tun beim Gehen weh. Die Unterglieder schlafen ein; Gefühl von Unruhe in denselben; muß sie bewegen; Schmerz in den Knochen, besonders in der Tibia."

Der **athetotische Reaktionstyp** kennzeichnet das **Jugendalter.** Dementsprechend ist Calcium phosphoricum häufig bei Störungen in diesem Alter angezeigt. Während beim Säugling die gestörte oder verzögerte körperliche Entwicklung im Vordergrund steht und mit Calcium carbonicum zu behandeln ist, ist es im späteren Kindesalter und Jugendalter mehr die geistige Entwicklung, das gestörte Lernen, das Calcium phosphoricum bevorzugt zu seiner Behandlung verlangt.

Der Unterschied zwischen den Entwicklungsstörungen, die mit Calcium carbonicum oder Calcium phosphoricum zu behandeln sind, soll noch verdeutlicht werden. Die Entwicklungshemmung, die Calcium carbonicum benötigt, ist bedingt durch eine mangelhafte Reaktion auf die endogenen Reize, im Gegensatz zu Calcium phosphoricum, das dort notwendig wird, wo die exogenen Reize ungenügend verarbeitet werden können.

Auch die im *Kent* als dreiwertig angegebenen Symptome sind aus dem unterschiedlichen Tonusverhalten bei Calcium phosphoricum verständlich.
Die **Hypotonie** drückt sich aus durch:
Mangel an Lebenswärme (I 462),
Kopfschweiß (I 200),
Heißhunger (III 421),
spät Gehen lernen (II 478),
Neigung zu Erkältungen (I 504),
Abneigung gegen frische Luft (I 510).
Die **Hypertonie** führt zu:
Kopfschmerzen, geistige Anstrengung verschlechtert (I 250), bei Schulmädchen (I 263),
Kind verweigert die Muttermilch (II 234) (durch den hohen Tonus der Mundmuskulatur ist es nicht mehr in der Lage zu saugen),
Magenschmerzen nach Essen schlechter (III 490),
Hüftgelenksentzündung (II 478),
langsame Frakturheilung (I 417),
Rückgratverkrümmung (II 315).

Acidum fluoricum – Spastik

Die **Spastik** ist gekennzeichnet durch den andauernden **Hypertonus** der Muskulatur. Dieses Phänomen findet sich auch im Arzneimittelbild von Acidum fluoricum. Im äußeren Habitus zeigt sich die Röte durch die anhaltende Kongestion. Die Haut ist warm und feucht. Der ganze Körper ist angespannt in Haltung und Bewegung. Der Gaumenbogen ist eng.

Die Motorik von Acidum fluoricum

Die anhaltende Spannung gibt Acidum fluoricum ein erhöhtes Kraftgefühl, wie aus der Arzneiprüfung bekannt ist. Weiter kommt es auch bei starker Anstrengung zunächst nicht zur Ermüdung. Kommt es dann zur Erschöpfung, dann ist diese entsprechend größer, mit einem Gefühl lähmiger Schwäche und Müdigkeit mit Übelkeit [12]. Es kommt zu einer Steigerung der Fähigkeit, seine Muskeln ohne Ermüdung anzustrengen, und zwar ohne Rücksicht auf Hitze im Sommer oder Kälte im Winter [13].

Gliedmaßensymptome von Acidum fluoricum

Die nähere Beschreibung der Gliedmaßensymptome lautet [14]: „Leichte Lähmigkeit im rechten Arm. Schwäche und Taubheit in den Händen. Brennen in den Händen. Scharfer, stechender Schmerz an der Wurzel des rechten Daumennagels. Akute Stiche im rechten Hüftknochen. Die linke Hüfte ist wie lahm. Schmerz im rechten Kniegelenk. Das linke Bein schläft leicht ein."
Die dreiwertigen Symptome, die im *Kent* bei Acidum fluoricum verzeichnet sind, sind wieder aus dem anhaltend hohen Tonus verstehbar:
Karies (III 220), schnell fortschreitend (III 221);
Zungenschleimhaut rissig in allen Richtungen (III 257);
Blase, tagsüber unwillkürliche Entleerung (III 675) (Störungen der Blasenentleerung sind immer Ausdruck einer zentralen Koordinationsstörung);
Krampfadern, Beine, schmerzhaft schlechter durch Wärme, in der Schwangerschaft (II 552). (Der erhöhte Tonus erlaubt keine Entspannung der Gefäße, wodurch die Temperaturregelung gestört wird.)

Der **spastische Reaktionstyp** ist vorherrschend im **Erwachsenenalter.** Der Erwachsene braucht in seinem Leben Eigenschaften, wie sie aus dem Arzneimittelbild von Acidum fluoricum bekannt sind: Morgens ausgeruht und fröhlich, heiter, eilig beim Gehen, fleißig, arbeitswütig mit erhöhter Spannkraft. Verkehren sich durch zu hohen Tonus diese Eigenschaften ins Negative oder werden sie exzessiv, dann entspricht das der besonders heute häufig auftretenden „Managerkrankheit".

Acidum nitricum — Ataxie

Die Ataxie ist eine Störung der Bewegungsabläufe und der Haltungssteuerung mit Auftreten unzweckmäßiger Bewegungen infolge gestörter funktioneller Abstimmung der entsprechenden Muskelgruppen. Durch die insgesamt erhöhte Spannung aller Gewebe ist die Haut blaß und kalt. Die Haltung ist verkrampft. Die Bewegung ist langsam und unvollständig koordiniert.

Motorik bei Acidum nitricum

Die anhaltende Spannung beruht auf dem gestörten Synergismus der antagonistischen Muskelgruppen, so daß jede Aktivität behindert ist. Psychisch äußert sich dies, wie die Arzneiprüfung zeigt, in einem Zustand von schwermütiger Bedrückung und Angst, Hoffnungslosigkeit und Verzweiflung [15]. Jede körperliche, geistige oder seelische Anspannung verschlechtert den Synergismus bis zum Auftreten des typischen Zitterns.

Hering [16] gibt die Bestätigung der neurologischen Auffälligkeiten in seiner Arzneimittellehre: „Außerordentliche physische Reizbarkeit. Hysterie. Zucken in verschiedenen Teilen. Große Schwäche; Zittern; Stöße beim Einschlafen. Große Mattigkeit, Schwere und Zittern in den Gliedern, besonders morgens. Abends Unruhe in den Gliedern.

Gliedmaßensymptome bei Acidum nitricum

Die Gliedmaßen zeigen folgende Symptome [17]: „Schmerz in der rechten Schulter und im Arm; Zerschlagenheitsgefühl im Arm; sie kann ihn manchmal nicht erheben. Rheumatische Schmerzen, meist in den Vorderarmen und Fingern. Taubheit, Zittern, Prickeln im rechten Vorderarm. Die Hüfte ist wie verrenkt, dabei hinkt der Kranke. Schmerz quer durch beide Hinterbacken. Rheumatische Schmerzen in den Unterschenkeln und Füßen. Im Periost längs der Tibia tut es weh. In der Patella ein Schmerz, welcher am Gehen hindert. Steifheit und Strecken in den Knien. Heftiger Wadenkrampf nachts und wenn er nach dem Sitzen geht."

An dreiwertigen Symptomen sind im *Kent* verzeichnet:
Kopf: Zusammenschnüren, Band oder Reif (I 231);
Kopfschmerz: hart auftreten verschlechtert (I 242), durch Erschütterung (I 247), durch Geräusch (I 251), durch den Druck vom Hut (I 253);
Augen: Doppeltsehen, von horizontalen Gegenständen (III 76);
Ohren: Schwerhörig (III 133), Fahren im Wagen bessert (III 134);
Atmung: Atemnot beim Treppensteigen (III 342);
Handschweiß, kalt (II 523);
Knochen; Karies (II 477); Knacken der Gelenke (II 478);
Schlaf: Träume ängstlich (I 390), Erwachen früh (I 373);
Gemüt: Gedächtnisschwäche (I 50), Delirium (I 21), Empfindlich gegen Geräusch (I 28), von spritzendem Wasser (I 28); Reizbarkeit (I 77), Zorn (I 150), Furcht vor dem Tod (I 46).

Der **ataktische Reaktionstyp** gehört zum **alternden Menschen.** Vorzeitiges Altern kann Ausdruck eines Überwiegens dieser Reaktionsart sein. Es sind Menschen mit straffer Faser [16], die wenig beweglich sind und bei denen die Verbesserung durch Fahren typisch ist, weil eine Lageveränderung des Körpers und damit Veränderung des hohen Haltetonus stattfindet, ohne daß eine Eigenbewegung notwendig ist. Die Depression ist das für die Ataxie vorherrschende psychische Verhalten.

Arznei und Gewebe

Eine erste wesentliche Unterscheidung der 4 besprochenen Arzneimittel — Calcium carbonicum und phosphoricum und Acidum fluoricum und nitricum — liegt in ihrer besonderen Gewebsaffinität und den damit verbundenen Empfindungen.

Tab. 6: Zuordnung von Arznei, Gewebe und Empfindung

Arznei	Gewebe	Empfindung
Calcium carbonicum	Gelenke	Mattigkeit, Schwäche
Calcium phosphoricum	Knochen	Lahmheit
Acidum fluoricum	Haut	Schmerz
Acidum nitricum	Muskel	Unruhe

Calcium carbonicum hat eine Affinität zu den **Gelenken.** Daraus ergibt sich als Empfindung die Mattigkeit und Schwäche, weil die Gelenke keine stabilisierende Funktion übernehmen können.
Calcium phosphoricum steht vor allem zu den **Knochen** in Beziehung. Die bei diesem Arzneimittel vorherrschende Empfindung der Lahmheit erklärt sich aus dem fehlenden statischen Halt infolge der Störungen des Knochenbaues.
Acidum fluoricum hat eine bevorzugte Gewebsaffinität zur **Haut.** Daraus ist der Schmerz als Hauptempfindung verständlich. Die generalisierten Schmerzen, die bei Acidum fluoricum auftreten können, zeigen, daß die Haut mit der in ihr veränderten Sensibilität hauptsächlich leidend ist.
Acidum nitricum hat seinen Hauptgewebsbezug zur **Muskulatur.** Eine der Hauptempfindungen ist daher die Unruhe. Sie ist eine Folge der gestörten Muskelfunktion, die Stützmotorik wie Zielmotorik betrifft.

Die Minerale Calcium carbonicum und phosphoricum haben eine Beziehung zu den festen Geweben, den Knochen und Knorpeln, dagegen

die Säuren Acidum fluoricum und nitricum zu den weichen Geweben, der Haut und der Muskulatur. Die ersten beiden Mittel werden daher zur Stabilisierung der Aufrichtung im Kindesalter und in der Jugend benötigt, während die Säuren für die Funktion der Gewebe beim Erwachsenen und alternden Menschen wesentlich sind.

Arznei und Schmerz

Entsprechend dieser unterschiedlichen Gewebsaffinität haben die Arzneimittel verschiedene Schmerzqualitäten und Empfindungen, die sich auch an den oberen und unteren Extremitäten unterscheiden lassen.

Tab. 7: Zuordnung von Arznei, Schmerz und Empfindung an den oberen Extremitäten

Arznei	Schmerz	Empfindung
Calcium carbonicum	Gelenke wie verrenkt	Krämpfe Schwäche
Calcium phosphoricum	in den Knochen nagend	Lähmigkeit Ameisenlaufen
Acidum fluoricum	neuralgisch in der Haut	Lähmigkeit Taubheit
Acidum nitricum	rheumatoid in den Muskeln	wie zerschlagen Schwäche

Arme

Bei **Calcium carbonicum** besteht ein Schmerz „wie bei einer Verrenkung", mit der Empfindung von Krämpfen und von Schwäche.
Calcium phosphoricum hat in den Knochen einen nagenden Schmerz mit den Empfindungen von Lähmigkeit und Ameisenlaufen.
Bei **Acidum fluoricum** wird der Schmerz in der Nagelwurzel als neuralgischer Schmerz gefühlt, wobei die Empfindung von Lähmigkeit und Taubheit vorherrschend ist, wie bei Calcium phosphoricum Folge des hohen Muskeltonus.
Acidum nitricum hat rheumatoide Schmerzen in den Armen, „Gefühl, wie zerschlagen zu sein und die Arme nicht erheben zu können".

Beine

An den unteren Extremitäten ist die Schmerzqualität ähnlich wie an den oberen. Die Empfindungen unterscheiden sich durch die andere Belastung, da die Beine im Stehen und Gehen ständig in der Aufrichtung in Spannung gehalten werden müssen. Wenn eine zentrale Koordinationsstörung vorliegt, ist dies nur mit Hilfe tonischer Haltungsmuster möglich. Damit sind alle Muskeln gleichzeitig tonisiert, jedoch mehr als zum Erhalt der momentanen Aufrichtung eigentlich notwendig ist. Diese überflüssige Spannung führt zu den Schmerzen und den gestörten Empfindungen und schließlich auch zu organischen Veränderungen an den Gelenken und Knochen, vor allem den so häufig degenerativen Veränderungen der Wirbelsäule und der Hüften.

Tab. 8: Zuordnung von Arznei, Schmerz und Empfindung an den unteren Extremitäten

Arznei	Schmerz	Empfindung
Calcium carbonicum	Hüfte	schmerzhaft, müde
	Wade	Einschlafen der Beine
Calcium phosphoricum	Sacrum	wie wund
	Knie	unruhig
	Tibia	
Acidum fluoricum	Hüfte	Einschlafen
	Knie	Lahmsein
Acidum nitricum	Gesäß	steif
	Patella	stechend
	Wade	krampfend

Calcium carbonicum lokalisiert den Schmerz in der Hüfte und in den Waden. Das Hüftgelenk ist das durch die Aufrichtung am stärksten belastete Gelenk. Die Wadenmuskulatur ist die am stärksten beanspruchte Muskulatur, wenn es gilt, die Aufrichtung zwischen der Fußsohlenachse und der Körperlängsachse zu stabilisieren. Der schmerzhafte Punkt ist der Ansatzpunkt der Achillessehne am Fersenbein. Daher ist leicht zu verstehen, daß mit **„Achillesferse“** eine besonders empfindliche Stelle oder ein schwacher Punkt bezeichnet wird. Es war dies die einzige Stelle, an der Achilles verwundbar war. Vielen Menschen geht es aufgrund ihrer Koordinationsstörung ebenso wie Achilles.

Calcium phosphoricum hat den Sitz der Schmerzen tief in den Knochen, in den Sakralknochen, in den Kien und in der Tibia. Die Empfindungen sind Wundheit und Unruhe. Diese Unruhe entsteht dadurch, daß die Aufrichtung nur so lange gehalten werden kann, wie entsprechende Reize von außen kommen. Es muß daher dauernd für Stimulierung der Sinne gesorgt werden, die zu einer gesamthaften Überreizung und Unruhe führen.

Acidum fluoricum fühlt den Schmerz in der Knochenhaut, vor allem der Hüftknochen und der Kniegelenke, mit dem Gefühl des Einschlafens und Lahmseins.

Acidum nitricum hat die typischen Muskelschmerzen im Gesäß, am Ansatz der Patella und in der Wade lokalisiert. Es kommt zu den Empfindungen stechender und krampfartiger Schmerzen und dem Gefühl der Steifheit.

Klinische Hinweise

Es ergeben sich daraus klinische Hinweise auf die einzelnen Arzneimittel.
Calcium carbonicum ist gekennzeichnet durch häufige Gelenkverstauchungen.
Calcium phosphoricum hat die starken nächtlichen Schmerzen in den Beinen, meist in der Tibiakante, bei Kindern, die als „Wachstumsschmerzen" bekannt sind.
Acidum fluoricum zeigt einen Befall der Nägel, vor allem der Fußnägel, durch Mykosen.
Acidum nitricum hat eine Beziehung zu den rheumatischen Erkrankungen, die durch Schwellungen, vor allem der Kniegelenke, gekennzeichnet sind.

Arznei und Gesamtmotorik

Die auf der unterschiedlichen Gewebsaffinität der Arzneimittel beruhenden Unterschiede prägen auch die Auswirkung auf die gesamte Motorik des kranken Menschen.

Tab. 9: Zuordnung von Arznei und Motorik

Arznei	Motorik
Calcium carbonicum	kann nicht gehen
Calcium phosphoricum	müde beim Steigen
Acidum fluoricum	Kraftmangel ohne Ermüdung
Acidum nitricum	matt, schwer, Zucken, Zittern

Calcium carbonicum mit der vorherrschenden Hypotonie kann infolge der Müdigkeit und Schwäche nicht gehen. Die Kinder lernen spät Laufen und wollen auch nicht gehen. Die Einschränkung der Bewegungsfähigkeit ist bei Calcium carbonicum generell.

Calcium phosphoricum zeigt im Gegensatz zum Calcium carbonicum diese Bewegungseinschränkung nur beim Steigen, vor allem beim Treppensteigen.

Da gerade beim Steigen ein ausgeprägter Wechsel zwischen Anspannung und Entspannung, also zwischen Hypertonie und Hypotonie stattfindet, muß es rasch zu einer Erschöpfung durch die überschießende Tonusregulierung kommen. Damit ist die Leistungsfähigkeit in der Dauer eingeschränkt.
Acidum fluoricum kann seine Muskeln lange ohne Ermüdungserscheinungen gebrauchen und zeigt sich unbeeinflußt von Hitze im Sommer und Kälte im Winter. Es besteht aber ein Mangel an Kraft. Die Leistungsfähigkeit an sich ist somit in jedem Fall eingeschränkt.
Acidum nitricum hat die am weitesten gehende Störung der Motorik. Es sind sowohl die Kraft zu einer Leistung als auch die Ausdauer eingeschränkt. Während bei Calcium carbonicum diese Einschränkung der Motorik am Beginn der sensomotorischen Entwicklung, am Anfang des Lebens, steht, ist sie bei Acidum nitricum Ausdruck des Abbaues im Alter. Die Motorik von Acidum nitricum ist gekennzeichnet durch Mattigkeit, Schwere, Zucken und Zittern bei den Bewegungen. Die Störungen nehmen im Laufe des Tages zu. Beim Einschlafen kann es zu heftigen dystonischen Entladungen kommen.

Der Weg vom Kranken zur Arznei

Die dargestellten Einzelheiten der Motorik und der Empfindungen finden sich in den Arzneimittelbildern. Beim kranken Menschen, der sensomotorische Auffälligkeiten als Symptome äußert, ist die Übereinstimmung mit einem Arzneimittel nicht ohne weiteres offensichtlich und eindeutig. Es ist deshalb notwendig, den Weg der Homöopathie zu gehen. Es muß die Gesamtheit der Symptome aufgenommen werden, ihre Bedeutung entsprechend § 153 des „Organon" erfaßt und nach dem Simileprinzip nach §§ 6 und 7 des „Organon" das Arzneimittel bestimmt werden.
Aus der neurophysiologischen Betrachtung des kranken Menschen ergeben sich viele Symptome, Empfindungen und Modalitäten, die die Arzneimittelfindung erleichtern können. Da häufig die Kausalität sensomotorischer Störungen belegt werden kann, ergeben sich weitere Hinweise für die Repertorisation.
Für den kranken Menschen ist aber am wesentlichsten, daß er in seinem individuellen Reaktionstyp, sei er hypoton, athetotisch, spastisch oder ataktisch, erkannt und verstanden werden kann. Denn jede Behandlung, insbesondere die homöopathische, ist eine mitmenschliche Begegnung, die um so vollkommener wird, je mehr Wissen der Behandelnde vom gesunden und kranken Menschen hat.

Arzneimittelfindung

Jede Bewegungsstörung ist genauso individuell wie jede andere Erkrankung, deshalb kann die klinische Diagnose nie die Arzneimittel angeben, die zur Behandlung notwendig sind. Die systematische Erfassung der einzelnen Bewegungsbilder dient in erster Linie der Schulung unserer Wahrnehmungsfähigkeit für das Sehen, Erfassen und Werten der Symptome gestörter Beweglichkeit. Wir versuchen alle subjektiven und objektiven Symptome zu erfassen. Je jünger das Kind ist, desto mehr kommen die objektiven Symptome zur Geltung. Je besser wir die sensomotorischen Auffälligkeiten erfassen können, desto vollständiger wird das Symptombild, das dann zur richtigen Arzneidiagnose führt.
Bei der Erfassung und Behandlung kindlicher sensomotorischer Störungen gründet sich die **homöopathische Arzneidiagnose** insbesondere auf:
Kausa,
Entwicklung,
gestörtes Bewegungsbild.

Kausa

Die Grundlage einer zentralen Koordinationsstörung oder einer Bewegungsstörung muß in der Diathese des Menschen gesucht werden. Die verschiedenen mütterlichen oder kindlichen Ursachen, die als Risikofaktoren, wie Blutungen während der Schwangerschaft, Plazentainsuffizienz oder Sauerstoffmangel bekannt sind, führen zu einer pathologischen Entwicklung. Für die homöopathische Betrachtung der Kausa sind nur die Faktoren von Bedeutung, die uns helfen können die Arznei zu bestimmen. Es sind die Symptome, die sich in den Arzneimittellehren und Repertorien finden.

Schwangerschaft

Als erstes ist die Schwangerschaftsanamnese zu betrachten. Störungen der Schwangerschaft sind Ausdruck der mütterlichen Diathese. Diese ist wiederum bestimmend für das Kind. Deshalb können diese auch für die Mittelwahl beim Kind berücksichtigt werden.

Schwangerschaft und Entbindung K [9] III 773
Abort [18] Apis 3, Bell. 3, Cham. 3, Croc. 3, Gels. 3, Puls. 3.
Die meisten der in dieser Rubrik vorkommenden dreiwertigen Mittel sind wesentlich bei der Behandlung von Bewegungsstörungen.

Kindsbewegungen heftig K III 773: Lyc. 2, Op., Psor., Sil. 2.
schmerzhaft: Arn., Op., Puls., Sil. 3.
stören den Schlaf: Con.
Diese Arzneien geben uns schon direkte Hinweise auf die Motorik des Kindes.

Geburt

Die Geburt selbst ist für das Kind ein traumatisches Ereignis. Es wird mit großer Gewalt durch den Geburtskanal getrieben. Auch wenn wir nicht unmittelbar nach der Geburt Verletzungen des Kindes feststellen können, so ist es doch in jedem Fall zu Gewebskontusionen gekommen.

Geburt S [20] III 598:
lang und schmerzhaft: Arn. 2
vorzeitige: Nux v.
infolge von Furcht oder Schreck: Op. 2
zu schnell: Lyc. 2
langsame [18]: Bell. 2, Nat. m. 3
Verletzungen [18] K I 453: Arn. 3, Calc., Cham., Cic., Con. 3, Hep. 3, Hyper. 3, Phos. 2, Puls. 3, Rhus t. 3, Ruta 2, Sil. 2, Staph. 2, Sulf. 2, Sulf. ac. 3, Symph. 2. **Knochen:** Calc., Calc. p., Ruta 3, Sulf. ac. 2, Symph. 2.
Kephalhämatom K I 180: Calc. f. 2, Merc. 2, Sil. 2.

Alle während der Schwangerschaft und der Geburt auftretenden Störungen und ihre Folgen sind unmittelbar, soweit entsprechende Hinweise in den Arzneimittellehren und Repertorien vorliegen, homöopathisch zu behandeln, um die sich daraus ergebenden Entwicklungsstörungen so früh wie möglich zu verhindern. Doch sind diese Störungen auch bei einem späteren Beginn der Behandlung mit bei der Arzneimittelwahl zu berücksichtigen.

Entwicklung

Die Entwicklung eines Kindes ist an seine motorischen Fähigkeiten gebunden. Eine Störung oder Verzögerung dieser Fähigkeiten ist Ausdruck jeglicher zentraler Koordinationsstörung oder Bewegungsstörung. Während allgemein häufig von sog. Spätentwicklung gesprochen wird, womit eine verzögerte aber normale Entwicklung gemeint ist, erkennt die Homöopathie diese Phänomene als Ausdruck einer Störung und nicht als Normvariante. Jede Verzögerung einer motorischen Fähigkeit beinhaltet auch eine verringerte Perzeption und darin liegt das eigentlich Pathologische. Denn eine gestörte Wahrnehmung des eigenen Körpers und der Umwelt erlaubt keine altersentsprechende, angepaßte Entwicklung aller Fähigkeiten, auch nicht der geistigen und seelischen.

Gestörtes Bewegungsbild

Die exakte Beobachtung motorischer **Entwicklungsparameter** muß die Aufgabe jeder Entwicklungsdiagnostik bei Kindern sein. Eine Abweichung und zeitliche Verzögerung der Entwicklungsstufen muß als Störung erfaßt und behandelt werden.

Spät Gehen lernen K II 478: Agar. 2, Bar. c. 2, Bell., Calc. 3, Calc. p. 3, Caust. 3, Nat. m. 3, Nux v., Sanic. 2, Sil. 2, Sulf.

Diese Arzneien sollten dann angewandt werden, wenn die Entwicklung zum Gehen verzögert ist. Diese Entwicklung beginnt aber schon mit dem Beginn der Aufrichtung und der Körperdrehung, der Rotation.

Die wichtigsten Stufen der Aufrichtung des menschlichen Körpers sind:

1. **Das Aufstützen auf die Hände mit 3 Monaten.**
2. **Das Drehen vom Bauch auf den Rücken mit 4 Monaten.**
3. **Das Drehen vom Rücken auf den Bauch mit 5 Monaten.**
4. **Das koordinierte Krabbeln mit 8 Monaten.**

Wenn ein Kind eines dieser Stadien seiner Entwicklung verspätet erreicht, sind bereits die oben angegebenen Arzneien anzuwenden. Damit ist es auch möglich, schon frühzeitig das richtige Arzneimittel anzuwenden, bevor es zu einem massiven Entwicklungsrückstand gekommen ist. Die homöopathischen Arzneien sind ja unsere wertvollsten Entwicklungshelfer.
Für die **Sprachentwicklung** gelten die gleichen Richtlinien. Auch schon eine verzögerte Entwicklung der ersten Laute ist als Symptom für die homöopathische Arzneiwahl zu verwerten.

Lernt langsam Sprechen K I 77: Agar., Bar. c., Calc. p., Nat. m., Nux m., Sanic.

Die **Zahnentwicklung** muß auch innerhalb der Bewegungsentwicklung und besonders im Zusammenhang mit einer Bewegungsstörung gesehen werden.

Die Zahnentwicklung wird vom herrschenden Muskeltonus bestimmt und beeinflußt. Da bei jeder Bewegungsstörung das ganze Muskelsystem durch assoziierte Reaktionen betroffen ist, finden sich immer Auswirkungen auf den Mund und damit auf die Zähne.

Zahnung erschwert K III 221: Calc. 3, Calc. p. 3, Cham. 3, Cic., Cupr., Hep., Hyos., Ign. 2, Kreos. 2, Phyt. 2, Podo. 2, Rheum. 2, Sec., Sep., Sil. 3, Stann.
langsam: Calc. 3, Calc. p. 3, Fl. ac. 2, Mag. c., Mag. m., Sil. 3.

Eine Zusammenfassung der homöopathischen Arzneimittel bei einer gestörten Entwicklung findet sich im Synthetischen Repertorium.
Entwicklungsstillstand, Entwicklungshemmung S II 156: Agar., Bac., Bar. c. 2, Bor., Calc. 2, Calc. p. 3, Caust., Chin., Cupr., Des. ac., Kali. c., Kreos., Lac. d., Phos. 2, Pin. s., Sil. 2, Sulf. ac., Sulf., Thyr., Vip.

Dorcsi hat die für die Behandlung eines Geburtstraumas wichtigen Mittel zusammengefaßt:
Geburtstrauma *Dorcsi* [21]:
Arn. (Hirnblutung),
Calc. carb. (Mongolismus),
Calc. phosph. (Hydrocephaloid),
Cupr. (Stridor, Krampfwehen),
Helleb. (Hirndruck, Hydrocephalus, Nierenschaden),
Hyperic. (Nervenverletzung),
Natr. carb. (Spätfolgen),
Nosoden (Muttererkrankung oder Toxine),
Sulf. (Toxinbelastung, Psora),
Zinc. (Hirnkrämpfe, Lähmungen).

Symptomatologie der Bewegungsstörung

In den homöopathischen Arzneimittellehren finden sich zahlreiche Hinweise auf Arzneien, die diese Besonderheiten einer Bewegungsstörung berücksichtigen. In seiner Anamnese gibt der Kranke seine gestörten Körperwahrnehmungen und Empfindungen an. Daraus können wir das gestörte Bewegungsbild erkennen, die Symptome ordnen und für die Arzneiwahl berücksichtigen.
Die Gesamtheit der Symptome einer Bewegungsstörung erfassen wir anhand von:

Allgemeinsymptomen,
Empfindungen,
Modalitäten,
Lokalsymptomen.

Die Differenzierung erlaubt ein besseres Verständnis der Bewegungsstörung und macht auch vieles einsichtig. Es läßt auch die vielen sensomotorischen Symptome, die ein Kranker äußert, wichtig erscheinen. Die Bedeutung der Sensomotorik soll uns veranlassen, den Kranken hinsichtlich solcher Symptome gezielt zu befragen, falls er nicht spontan aus diesem Bereich seiner Störung etwas äußert. Jede Erkrankung geht mit Störungen aus diesem Bereich einher, so daß bei jeder homöopathischen Behandlung derartige Symptome in die Arzneibestimmung mit einzubeziehen sind.

Allgemeinsymptome

Die Allgemeinsymptome sagen uns etwas aus über den vorherrschenden Muskeltonus und damit über die Reaktionsfähigkeit des Kranken. Damit ist auch eine Aussage über seine Vitalität und damit die Prognose seiner Erkrankung möglich. Eine Hypotonie oder Athetose ist prognostisch günstiger einzuschätzen als eine Spastik oder Ataxie. Bei den beiden ersten Formen ist eine Tonusänderung leichter möglich und damit die Reaktionsfähigkeit besser.

Die **Hypotonie** beruht auf der Erschlaffung der Muskulatur.
Erschlaffung der Muskeln [18] K I 413: Calc. 3, Caps. 3, Gels. 3, Kali. c. 3, Phos. 3.

Die **Athetose** ist gekennzeichnet durch krampfartige Bewegungen oder Zuckungen.
Krampfartige Bewegungen [18] K I 424: Bell. 3, Cham. 3, Cic. 3, Cocc. 3, Cupr. 3, Hyos. 3, Ign. 3, Ip. 3, Op. 3, Sec. 3, Stram. 3.
Zucken [18] K I 457: Agar. 3, Asaf. 3, Cact. 3, Hyos. 3, Ing. 3, Jod. 3, Kali. c. 3, Mez. 3, Nat. c. 3, Stram. 3, Zinc. 3.

Die **Hypertonie** wird fühlbar durch die Verhärtungen in den verschiedenen Geweben, wie Muskeln oder Sehnen.
Verhärtungen [18] K I 452: Bad. 3, Bell. 3, Calc. f. 3, Carb. an. 3, Carb. v. 3, Chin. 3, Clem. 3, Con. 3, Lach. 3, Mag. m. 3, Phos. 3, Rhus t. 3, Sel. 3, Sep. 3, Sil. 3, Staph. 3.

Die **Ataxie** beruht auf der gestörten Koordination der Beuger und Strecker und äußert sich wesentlich in Zittern.
Ataxie [18] K II 499: Agar. 2, Alum. 3, Arg. n. 2, Calc. 2, Caust. 2, Cocc. 2, Fl. ac. 2, Gels. 2, Hell. 2, Stram. 2, Zinc. 2.
Zittern [18] K I 454: Ambr. 3, Ant. t. 3, Arg. n. 3, Ars. 3, Cic. 3, Cimic. 3, Cocc. 3, Con. 3, Gels. 3, Lach. 3, Merc. 3, Nat. a. 3, Op. 3, Plat. 3, Puls. 3, Rhus t. 3, Stram. 3, Sulf. 3, Ther. 3, Zinc. 3.

Somit drücken die einzelnen Arzneien einen bestimmten vorherrschenden Störungstyp des Bewegungssystems aus. Da das perzeptive und motorische System die Funktion des ganzen vegetativen Systems bestimmt, läßt sich jeder Störung der Motorik auch eine bestimmte Störung der Psyche zuordnen. Wenn wir uns die Arzneimittelbilder wie **Hyoscyamus, Ignatia, Opium** und **Stramonium** vergegenwärtigen, die alle bei der Behandlung von Bewegungsstörungen eine wesentliche Rolle spielen, so wissen wir zugleich um die seelische und geistige Störung im Zusammenhang mit einer Bewegungsstörung. Die Arzneien zeigen exemplarisch den Zusammenhang zwischen sensomotorischer und psychischer Störung an.

Halbseitensymptome

Bewegungsstörungen können generalisiert oder lokalisiert vorkommen. So ist die Hemiplegie eine Form der halbseitigen Störung, wie sie in geringer Ausprägung sehr häufig ist. Die Einseitigkeit von Erkrankungen und die Bedeutung von Halbseitensymptomen und Modalitäten ist für die Homöopathie ein bekanntes und selbstverständliches Faktum, das schon immer zur Arzneifindung herangezogen wurde. Aus der Sicht der Bewegungsstörungen ist das sehr einsichtig und verständlich.

Hemiplegie [18] K II 502: Apis 2, Caust. 3, Cocc. 2, Lach. 2, Phos. 2, Rhus t. 3.
links [18]: Apis 3, Lach. 3, Nux. v. 3, Rhus t. 3.
rechts [18]: Apis 2, Caust. 3, Crot. c. 3.

Welche Bedeutung der Halbseitensymptomatik in der homöopathischen Betrachtungsweise zukommt, zeigt eine Zusammenstellung der Seitensymptome von *Connert* [22] anhand der Arzneimittellehre von *Mezger*. Es drängt sich die Frage nach der Herkunft dieser seitengebundenen Symptome auf. *Connert* schreibt in seiner Arbeit: „Die Frage, **warum** es zu dieser Einseitigkeit kommt, ist schwer zu beantworten", und muß die Frage unbeantwortet lassen.

Diese Frage läßt sich aber aus der Sicht der Neurophysiologie eindeutig beantworten. Es handelt sich bei einseitigen Krankheitssymptomen immer um Äußerungen einer hemilateralen zentralen Koordinationsstörung und ihre Auswirkung auf das sensomotorische und vegetative Regulationssystem.

Vegetative Symptome

Die Beeinträchtigung vegetativer Funktionen, die zum Bild der gestörten Motorik gehört, kann eine primäre oder sekundäre Erscheinung der Bewegungsstörung sein.
Müdigkeit ist eine primäre, unmittelbar auf eine **Hypotonie** zurückzuführende Erscheinung.
Müdigkeit [18] K I 427: Calc. p. 3, Gels. 3, Graph. 3, Kali. p. 3, Lach. 3, Lyc. 3, Merc. 3, Nat. m. 3, Nux v. 3, Phos. 3, Phos. ac. 3, Ruta 3, Sil. 3, Zinc. 3.
Müdigkeit im Zusammenhang mit bestimmten motorischen Verrichtungen ergibt Hinweise auf die besondere Natur der vorherrschenden Bewegungsstörung.
Ausdruck einer **Athetose** sind zum Beispiel Müdigkeit durch Klavierspielen oder nach dem Sprechen.
M. durch Klavierspiel K I 428: Anac. und
M. nach Sprechen K I 428: Alum. 3, Calc. p. 2, Sulf. 2.
Ausdruck einer **Spastik** ist Müdigkeit nach Gehen und im Stehen, infolge der zunehmenden Muskelspannung, die zur Erschöpfung führt.
M. nach Gehen K I 428: Mur. ac. 2.
M. im Stehen K I 428: Mur. ac. 2.
Ausdruck einer **Ataxie** schließlich kann die Müdigkeit durch Lesen oder die Müdigkeit im Sitzen sein. Wo schon allein die geringste Bewegung, wie der Augenmuskeln, oder sogar das Sitzen zu anstrengend sind.
M. durch Lesen K I 428: Aur. 2 und
M. im Sitzen K I 428: Merc. 2.

Eine **Ohnmacht** ist auch Ausdruck einer plötzlichen Tonusänderung.
Ohnmacht [18] K I 428: Acon. 3, Ars. 3, Bry. 3, Caust. 3, Cham. 3, Chin. 3, Dig. 3, Glon. 3, Jod. 3, Lach. 3, Mosch. 3, Nux m. 3, Plb. 3, Podo. 3, Puls. 3, Sep. 3, Stram. 3, Sumb. 3, Verat. 3.
Tritt die Ohnmacht bei Anstrengung auf, ist sie Ausdruck eines zu hohen Tonus, wie bei der **Spastik** und der **Ataxie.**
O. bei Anstrengung [18] K I 429: Ars. 2, Caust. 2, Cocc. 2, Sep. 3, Verat. 2.
Kommt es zum Beispiel bei Aufsitzen zur Ohnmacht, so liegt ein zu niedriger Tonus vor, was für eine **Hypotonie** oder eine **Athetose** typisch ist.

O. beim Aufsitzen [18] K I 429: Acon. 3, Bry. 3, Nux v. 2, Phyt. 2.
Einzelne Arzneisymptome lassen den Zusammenhang mit der gestörten Beweglichkeit unmittelbar erkennen. Wenn die Ohnmacht auftritt, wenn er die Treppe hinaufläuft, ist sie Ausdruck einer **Athetose.**
O. wenn er Treppen hinaufläuft K I 430: Sumb.
Oder eine Ohnmacht tritt beim Versuch auf, im Stehen zu lesen. Dies ist Ausdruck einer **Hypotonie** und ein Beispiel, wie durch die Tonuserhöhung, die zum Stehen notwendig ist, der Augentonus durch eine assoziierte Reaktion so stark erhöht wird, daß zur Korrektur nur eine massive vagotone Reaktion bleibt.
O. beim Versuch im Stehen zu lesen K I 431: Glon.
Die Auslösung einer sensomotorischen Reaktion kann vorwiegend motorisch sein oder auch perzeptiv, wie bei dieser Störung, bei der der Aufenthalt in einem Raum mit vielen Lichtern zur Ohnmacht führen kann. Durch die Überbeanspruchung der Augen mit der entsprechenden Tonuserhöhung, kommt es zu einem assoziierten Tonusverlust des ganzen Körpers.
O. durch Aufenthalt in einem Raum mit vielen Lichtern K I 431: Nux v.

Die **Schwäche,** die nach dem Gehen im Sitzen auftritt, ist ein Beispiel für das Phänomen des Tonuswechsels und den zu niedrigen Grundtonus in Ruhe bei einer **Athetose.**
Schwäche nach Gehen im Sitzen K I 446: Ruta 3.

Zittern beim Klavierspielen oder im Stehen charakterisiert eine **Ataxie.**
Zittern beim Klavierspiel K I 456: Nat. c.
Z. im Stehen K I 456: Merc.
Psychische Belastungen können eine Störung der Bewegung auslösen. Die Voraussetzung ist, daß das Regulationssystem bereits gestört ist und unter der psychischen Belastung dekompensiert. Das äußert sich dann in Symptomen, wie hier zum Beispiel am „Zittern" zu zeigen ist. So kann Zittern durch Angst, Ärger oder beim Austausch von Zärtlichkeiten ausgelöst werden.
Z. durch Angst [18] K I 455: Ambr. 2, Ars. 3, Calc. 2, Cham. 2, Coff. 2, Con. 2, Croc. 2, Lach. 2, Nat. c. 2, Plat. 2, Puls. 2, Rhus t. 2.
Z. durch Ärger K I 455: Acon., Aur. 2, Lyc., Nit. ac., Ran. b.
Z. beim Austausch von Zärtlichkeiten K I 456: Caps.

Empfindungen

Die Störung des perzeptiven Anteils des sensomotorischen Systems äußert sich in Änderungen des Empfindens. Diese sind abhängig von der Veränderung des Muskeltonus. Somit sind alle Störungen der Empfindungen, wie sie im *Kent* von Seite 459—486 zu finden sind, mit einer sensomotorischen Störung in Beziehung zu setzen.

Für eine **Hypotonie** beispielhaft steht ein schlaffes Gefühl.
Schlaffes Gefühl [18] K I 465: Ars. 3, Calc. 3, Caps. 3, Caust. 3, Croc. 3, Ign. 3, Nat. c. 3, Phos. 3, Sulf. 3, Verat. 3.

Für eine **Spastik** steht im Gegensatz dazu ein vermehrtes Kraftgefühl.
vermehrtes Kraftgefühl K I 462: Agar. 2, Bufo. 2, Coff. 2, Op. 3, Fl. ac. 2, Stram.

Ausdruck einer **Athetose** ist etwa die Empfindung „wie von einem elektrischen Schlag“:
Gefühl wie ein elektrischer Schlag [18]: Acon. 2, Agar. 2, Arg. met. 3, Ars. 3, Verat. 3.

Der **Spastik** und der **Ataxie** sind äußere und innere Spannung eigen, wiederum Äußerungen eines zu hohen Tonus.
Spannung äußerlich [18] K I 482: Bar. c. 3, Bry. 3, Caust. 3, Coloc. 3, Con. 3, Phos. 3, Plat. 3, Puls. 3, Rhus t. 3, Stront. 3, Sulf. 3, Verb. 3 sowie
innerlich [18] K I 483: Asaf. 3, Bell. 3, Nux v. 3, Par. 3, Phos. 3, Puls. 3, Ran. b. 3, Sep. 3, Stront. 3, Sulf. 3.
Einseitige Empfindungsstörungen zeigen eine hemilaterale zentrale Koordinationsstörung an. Ein Gefühl, „als könne man jeden Muskel und jede Sehne der rechten Seite fühlen“, ist Ausdruck einer rechtsseitigen zentralen Koordinationsstörung.
Gefühl als könne man jeden Muskel und jede Sehne der rechten Seite fühlen K I 463: Sep.

Modalitäten

Gerade von Kranken, die an Bewegungsstörungen leiden, werden viele Umstände angegeben, die ihren Zustand verbessern oder verschlechtern. Dies können Umstände sein, die nur indirekt auf den Körper einwirken, wie besondere Wetter- oder Temperaturänderungen. Viele der geklagten Umstände beziehen sich aber unmittelbar auf die Körperhaltungen und Bewegungen und die motorische Belastbarkeit.
Wenn das sensomotorische System gestört ist, so wird eine **körperliche Anstrengung** den Zustand des Kranken verschlimmern. Die verringerte körper-

liche Belastbarkeit kann sowohl bei einem zu niedrigen Tonus — bei der Hypotonie und Athetose —, als auch bei zu hohem Tonus — bei der Hypertonie und Ataxie — vorkommen. Während die Hypotonie gar keine größere Anstrengung erlaubt, ist bei der Hypertonie zunächst wohl eine gewisse Anstrengung möglich, sie kann aber wegen vorzeitiger Erschöpfung nicht durchgehalten werden.
Körperliche Anstrengung verschlechtert [18] K I 491: Alum. 3, Arn. 3, Ars. 3, Ars. j. 3, Bry. 3, Calc. 3, Calc. s. 3, Cocc. 3, Con. 3, Dig. 3, Ferr. j. 3, Gels. 3, Jod. 3, Laur. 3, Nat. a. 3, Nat. c. 3, Nat. m. 3, Picac. 3, Rhus t. 3, Sel. 3, Sep. 3, Spig. 3, Spong. 3, Stann. 3, Staph. 3, Sulf. 3.

Die **Bewegung** selber ist für den Zustand eines bewegungsgestörten Kranken von Bedeutung, sie kann die bestehenden Symptome verschlechtern oder verbessern. Aktive Bewegung erhöht den Tonus. Wenn der Tonus schon zu hoch ist, muß jede Bewegung den Zustand verschlechtern.
Bewegung verschlechtert [18] K I 493: Agar. 2, Bell. 3, Bism. 3, Bry. 3, Chel. 3, Chin. 3, Cocc. 3, Colch. 3, Coloc. 3, Guaj. 3, Led. 3, Merc. 3, Ran. b. 3, Sabin. 3, Zinc. 2.
Wenn der gesamte Tonus zu niedrig oder der Tonus der Haltemuskulatur zu hoch ist, kann eine Bewegung, zumindest vorübergehend, den Zustand verbessern.
Bewegung bessert [18] K I 494: Aur. 3, Aur. m. 3, Caps. 3, Con. 3, Cycl. 3, Dulc. 3, Euph. 3, Ferr. 3, Kali. s. 3, Lyc. 3, Puls. 3, Rhod. 3, Rhus t. 3, Sulf. 3, Tarant. 3.

Das **Gehen** als Grundbewegungsform des Menschen ist bei der Gesamtheit der Symptome immer beachtenswert. Die Arzneilehren sind voll von Hinweisen darauf. Die Modalitäten des Gehens sind im *Kent* K I 500—502 zu finden.

Das **Liegen** als Grundhaltungsform muß ebenfalls in der Bewertung der Symptome einer Bewegungsstörung Beachtung finden. Gerade das Liegen kann sehr oft zu Beschwerden führen. Das beruht darauf, daß beim Liegen, besonders in der Nacht, der Tonus der Haltemuskulatur mit der Dauer des Liegens ansteigt. Das kann jeder Mensch an sich selbst beobachten. Er wird feststellen, daß er am Morgen wesentlich steifer und in seiner Bewegung, vor allem der Wirbelsäule, eingeschränkter ist als am Abend. Deshalb treten viele Störungen, die Folge eines Hypertonus der Muskulatur sind, häufiger zu Beginn des Tages auf, wie zum Beispiel eine Lumbago. Die Differenzierung der Hinweise auf das Liegen finden sich im *Kent* K I 507—510.

Die Stabilität der Körperhaltung und die Anpassung der Körperhaltung an die Bewegung Ausdruck der Güte der Koordination und Gleichgewichtsreaktion.
Auffälligkeiten, wie Schwierigkeiten beim Abwärtsgehen oder Fahren zeigen die fehlende Anpassung des sensomotorischen Systems an Lageveränderung, wie bei der **Athetose.**
Abwärtsgehen verschlechtert [18] K I 491: Bor. 3, Con. 2, Ferr. 2, Lyc. 2, Rhod. 2, Ruta 2.
Fahren verschlechtert [18] K I 499: Arg. n. 2, Arn. 2, Aur. 2, Bor. 2, Cocc. 3, Petr. 3, Sep. 3, Ther. 2.

Die Modalität „Langsames Gehen bessert" beschreibt das Bewegungsbild der **Ataxie.**
Langsam Gehen bessert [18] K I 502: Aur. 3, Aur. m. 3, Ferr. 3, Puls. 3.
Es können besondere motorische Tätigkeiten sein, die einen verschlechternden Einfluß auf den Menschen haben — Laufen, Rennen, Steigen, Stehen, Sitzen oder Vorwärtsbeugen, um einige Bewegungs- und Haltungsformen zu nennen.

Schnelle Bewegungsänderungen entsprechen der **Athetose,** wie Laufen und Rennen, der **Spastik** sind eher langsame Dauerleistungen zuzuordnen, wie Gehen und Steigen, der **Ataxie** Grundhaltungen wie Stehen und Sitzen, oder langsame Veränderung der Wirbelsäulenhaltung, wie Vorwärtsbeugen.
Laufen, Rennen verschlechtert [18] K I 506: Arn. 2, Ars. 3, Bry. 3, Puls. 3, Sulf. 3.
Steigen verschlechtert [18] K I 524: Ars. 3, Bry. 3, Calc. 3, Coca 3, Spong. 3.
Stehen verschlechtert [18] K I 523: Cocc. 3, Con. 3, Cycl. 3, Lil. t. 3, Puls. 3, Sepia 3, Sulf. 3, Valer. 3.
Im Sitzen schlechter [18] K I 522: Agar. 3, Am. m. 3, Ars. 3, Caps. 3, Con. 3, Lyc. 3, Phos. 3, Plat. 3, Puls. 3, Rhus t. 3, Sulf. 3, Verb. 3, Viol. t. 3, Zinc. 3.
Vorwärtsbeugen verschlechtert K I 526: Asaf., Chel. 2, Coff. 3, Nux v., Thuja 2.

Auch differenzierte Tätigkeiten wie **Sprechen, Schreiben, Reiten** oder **Klavierspielen** können eine Verschlimmerung eines Zustandes herbeiführen. Wenn dies der Fall ist, liegt immer eine zentrale Koordinationsstörung vor.
Sprechen verschlechtert [18] K I 523: Anac. 3, Arn. 3, Bell. 3, Bry. 3, Cann. 3, Carb. v. 3, Cham. 3, Chin. 3, Cocc. 3, Dros. 3, Dulc. 3, Graph. 3, Hep. 3,

Jod. 3, Mag. m. 3, Mang. 3, Nat. m. 3, Phos. 3, Phos. ac. 3, Rhus t. 3, Sars. 3, Sel. 3, Sep. 3, Spig. 3, Stann. 3, Sulf. 3, Verat. 3.
Schreiben verschlechtert [18] K I 519: Asaf. 3, Calc. 3, Cina. 3, Cocc. 3, Fl. ac. 3, Kali. c. 3, Lyc. 3, Nat. m. 3, Nux v. 3, Olnd. 3, Rhod. 3, Ruta 3, Sep. 3, Sil. 3.
Reiten verschlechtert [18] K I 517: Bell. 2, Graph. 2, Lil. t. 2, Nat. c. 2, Sep. 3, Sulf. ac. 2.
Klavierspiel verschlechtert K I 505: Anac., Calc., Kali. c., Nat. c. 2, Sep. 2, Zinc.

Es ist immer wieder überraschend, wie genau in der Materia medica ein Symptom vollständig eine Bewegungsstörung beschreibt und uns umgekehrt die vollständige Beschreibung eines Symptoms des Kranken die Arzneimittelfindung erlaubt. Ein Beispiel für eine **Hypotonie** ist folgendes Symptom:
Muß sich im Bett aufsetzen mit hochgehobenen Knien, legt ihren Kopf und die Arme auf die Knie K I 523: Ars. 3.

Lokalsymptome

Die Betrachtung des kranken Menschen mit einer Bewegungsstörung geht vom Allgemeinen zum Lokalen. Wichtig ist dabei die Beurteilung des Kopfes und der Extremitäten.

Kopf

Von Bedeutung ist immer die **Kopfkontrolle,** da sie entscheidend für die posturale Reife ist. Die Kopfkontrolle, das heißt die korrekte Einstellung des Kopfes senkrecht im Raum und zum Körper ist von entscheidender Bedeutung für die gesamte Körperkontrolle. Wenn die Kopfkontrolle unvollendet ist, ist dies immer mit Störungen der Körperhaltung verbunden. Deshalb ist es nicht verwunderlich, daß sich viele Symptome finden, die sich auf den Kopf beziehen. Ist der Kopf hintenüber gebeugt oder wird der Kopf nach hinten geworfen, ist dies Ausdruck eines noch aktiven **tonischen Labyrinthreflexes.** Das Fallen des Kopfs nach hinten ist eine Folge der **Hypotonie,** ebenso, wenn er nicht hochgehalten werden kann. Die Unmöglichkeit den Kopf ruhigzuhalten und das Kopfrollen sind Zeichen einer **Athetose.** Das Kopfrollen kann auch Ausdruck einer großen Schwäche, der Hypotonie sein. Wieder ist hier Arsen das einzige Mittel bei diesem auffallenden Symptom.
Muß Kopf hintenüber beugen K I 174: Arn., Cham. 2, Kali. n.
Geht mit dem Kopf nach hinten geworfen K I 174: Arn.

Fallen des Kopfs nach hinten [18] K I 182: Agar. 2, Colch. 2, Dig. 2, Ign. 2, Led. 2, Op. 2, Phel. 2, Spig. 2.
Kann Kopf nicht hochhalten [18] K I 194: Aeth. 2, Calc-p. 2, Gels. 3, Mang. 2, Op. 2, Puls. 2, Sil. 2.
Bewegungen des Kopfes andauernd K I 176: Ars., Cocc., Op.
B. hin und her K I 176: Ars., Op., Stram. 2.
Rollt den Kopf [18] K I 176: Agar. 2, Apis 2, Arn. 2, Bell. 3, Cic. 2, Cina 2, Cupr. 2, Hell. 2, Hyos. 2, Op. 2, Sil. 2, Tarant. 2, Tub. 3.
Wenn zu schwach, den Körper zu bewegen K I 176: Ars.

Die **Schwere des Kopfes** ist ein Ausdruck der unvollständigen Kopfkontrolle. Hier finden sich interessante Modalitäten, zum Teil mit **„kleinen Mitteln"**, an die es auch bei der Behandlung von Bewegungsstörungen zu denken gilt.

Schwere **beim Abwärtsgehen** K I 218: Meny.
beim Aufrechthalten des Kopfes K I 218: Dros., Tarax.
beim Aufwärtsgehen K I 218: Meny., Rhus v.
beim Bücken besser K I 218: Dros., Ing., Tarax., Viol. t.
Kopfbeugen zurück bessert K I 219: Cocc. 2, Ph. ac.
durch Körperübungen K I 219: Calc.
Unwillkürliche Kopfbewegungen sind weitere Einzelheiten einer Bewegungsstörung.
Werfen, Rucken des Kopfes [18] K I 228: Agar. 2, Cic. 2, Hyos. 2, Nat. m. 2, Nux m. 2, Sep. 2.
tagsüber K I 228: Sep.
beim Liegen auf dem Rücken K I 228: Cic. 2, Hyper. 2.
der Kopf schnellt hoch vom Kissen K I 228: Stram. 3.
im Schlaf K I 228: Arn. 2.
Kopf schnellt rückwärts K I 228: Hyper. 2.

Extremitäten

Die Störung der Bewegungen der Gliedmaßen zeigt die verschiedenen Formen der Bewegungsstörungen am deutlichsten.

Die **Hypotonie** äußert sich in der fehlenden Kraft für jegliche Bewegung.
Kraft zur Bewegung verloren [18] K II 388: Apis 2, Bell. 2, Op., Stram. 2, Tarant. 2.

Bei der **Athetose** sind andauernde Bewegungen und große Beweglichkeit zu sehen, die Kontrolle über die Bewegungen geht verloren bis hin zu extrem auffälligen Bewegungsmustern.
Andauernde Bewegungen K II 387: Ars. 2, Bell. 2.
Große Beweglichkeit K II 387: Stram. 2.
Unwillkürliche Bewegungen [18] K II 388: Agar. 3, Cupr. 2, Hell. 2, Stram. 2.
Bewegungen aufwärts, dann gewaltsames Werfen nach unten K II 387: Bell. 3.
Dieses letzte Symptom von Belladonna beschreibt ein typisches Bewegungsmuster einer **Athetose.**

Die **Spastik** ist gekennzeichnet durch erschwerte Bewegung der Gliedmaßen.
Bewegungen schwierig [18] K II 388: Camph. 2, Con. 2, Cupr. 2, Pic. ac. 2.
Beine kreuzen sich beim Gehen K II 499: Lath.

Die **Ataxie** erlaubt nur langsame Bewegungen der Extremitäten.
Langsame Bewegungen K II 388: Merc. n.
Inkoordination [18] K II 499: Alum. 3, Con. 3.

Assoziierte Reaktionen sind das Kennzeichen von Bewegungsstörungen, dafür bieten die Arzneimittellehren auch Beispiele zur typischen Charakterisierung einer **Athetose** oder **Spastik.**
Linke Hand beim Klavierspiel nach außen gezogen K II 420: Merc.
Daumen einwärts gezogen [18] K II 421: Aeth. 2, Apis 2, Bell. 2, Caust. 2, Cupr. 3.

Alle Phänomene gestörter Beweglichkeit an den Gliedmaßen lassen sich anhand der Repertorisation Arzneibildern zuordnen, wie **Muskellähmung (K II 501), Schwäche (K I 508), Unruhe (K I 549) Zittern (K II 553) oder Krämpfe (K II 480).** Unterschiedliche Arzneien sind auch notwendig, je nachdem, ob die Streckmuskeln oder die Beugemuskeln betroffen sind.
Konvulsionen Streckmuskeln K II 483: Cina 3.
Beugemuskeln K II 483: Bell. 2.

Minimale zerebrale Bewegungsstörung

Bei den sogenannten **minimalen cerebralen Bewegungsstörungen (MCB, MCD)**, die man besser **als zentrale Koordinationsstörungen (ZKS)** bezeichnet, fällt in der Regel zunächst nicht die gestörte Motorik auf. Zuerst werden funktionelle Ausfälle beobachtet, dort wo ganz bestimmte Leistungen gefordert werden. Diese Störungen können schon im Kindergarten erkannt werden, in der Regel ist dies aber erst in der Schule der Fall. Deshalb kommt die Forderung nach einer Behandlung dieser Störungen zumeist erst im Schulalter. Der moderne Begriff dieser Auffälligkeit ist die Konzentrationsstörung. Weitere Hinweise auf eine MCD sind langsame Arbeitsweise, große Erschöpfbarkeit und Unruhe.

Konzentration fällt schwer [18] K I 65: Anac. 3, Bar. c. 3, Carb. v. 3, Carb. s. 3, Caust. 3, Glon. 3, Graph. 3, Hell. 3, Lach. 3, Lyc. 3, Nat. a. 3, Nux m. 3, Nux v. 3, Phos. 3, Ph. ac. 3, Sep. 3, Sil. 3.

Reaktionsmangel [18] K I 437: Ambr. 3, Am. c. 3, Calc. 3, Caps. 3, Carb. v. 3, Con. 3, Gels. 3, Hell. 3, Hydr. ac. 3, Laur. 3, Med. 3, Olnd. 3, Op. 3, Ph. ac. 3, Psor. 3, Sulf. 3, Tarant. 3.

Schwäche bei der geringsten Anstrengung [18] K I 441: Ars. 3, Bry. 3, Calc. 3, Con. 3, Croth. h. 3, Lach. 3, Nat. c. 3, Ph. ac. 3, Pic. ac. 3, Rhus t. 3, Sel. 3, Spong. 3.

Unruhe, kann nicht stillsitzen [18] K I 452: Arg. n. 3, Ars. 3, Camph. 3, Cham. 3, Dig. 3, Ip. 3, Nux v. 3, Phos. 3, Ph. ac. 3, Puls. 3, Sulf. 3.

Bewegung und Sport

Die Bedeutung der Sensomotorik, die sich gerade in den Empfindungen des Kranken widerspiegelt, ist auch für die Beratung des Kranken außerhalb der homöopathischen arzneilichen Behandlung von Bedeutung. Jeder Mensch mit einer Bewegungsstörung muß beraten werden, wie er sich hinsichtlich der Bewegung verhalten soll. Pauschale Meinungen, wie **„Sport ist gesund"**, werden durch neurophysiologisches Wissen notgedrungen relativiert und sind in dieser Verallgemeinerung nicht haltbar. Durch jede Bewegung wird Spannung induziert. Da der Tonus bei jeder zentralen Störung bereits pathologisch ist, können vorhandene Störungen unmittelbar und mittelbar verstärkt werden. Bestimmte Sportarten, die mit einem hohen Maß an Laufen und Springen verbunden sind, schaden in jedem Fall den Menschen, die an einer zentralen Koordinationsstörung leiden. Ihr Tonus wird durch die sportliche Aktivität erhöht, assoziierte Reaktionen angeregt und Teile des Bewegungsapparates erheblich belastet. Die Folge sind erhöhte Verletzungsgefahr, akute Erkrankungen oder degenerative Erscheinungen. Mit der Berücksichtigung der sensomotorischen Konstitution wird wiederum der Individualität des Kranken Rechnung getragen, die ein Grundprinzip der Homöopathie ist.

Ausblick

Dank des großen Fleißes der homöopathischen Meister der vergangenen zwei Jahrhunderte ist unsere Materia medica so umfangreich, daß wir fast jedes Symptom einer Bewegungsstörung einer Arznei zuordnen können. Deshalb lohnt es sich auch alle, und gerade **„die auffallenden, sonderlichen, ungewöhnlichen und eigentlichen (charakteristischen) Zeichen und Symptome des Krankheitsfalles besonders und fast einzig fest ins Auge zu fassen“** („Organon“ § 153).

Die genaue Fallaufnahme mit der Gesamtheit der Symptome erlaubt uns gerade bei bewegungsgestörten Kindern eine exakte homöopathische Arzneibehandlung. Wenn wir die Arznei anhand der Symptome bestimmt haben, verstehen wir das kranke Kind und seine Störung in seinen körperlichen, seelischen und geistigen Inhalten noch besser, weil die Arznei uns auch Bereiche eröffnet, die von dem Kranken noch nicht angesprochen worden sind. Wir können den Kranken in allen seinen Lebensbereichen gut beraten, da wir ihn über die Arznei weitgehend verstehen können. Das ist bei Kindern ganz besonders wichtig für die Beratung der Eltern. Wir können durch exakte Beschreibung der Persönlichkeit des bewegungsgestörten Kindes genaue Anweisungen zum Umgang mit dem Kind geben. Dadurch gewinnen wir das Vertrauen der Eltern, das für eine gute Behandlung eines bewegungsgestörten Kindes unbedingt notwendig ist. Dafür sind uns nicht nur die Eltern, sondern auch die Kinder besonders dankbar. Für ein Kind mit einer Bewegungsstörung ist es ganz besonders wichtig, von seiner Umwelt, seinen geliebten Menschen, verstanden zu werden. Je mehr wir von ihm wissen, desto leichter können wir ihn verstehen. Nichts eröffnet uns so gut das Verstehen eines kranken Kindes als die Erkenntnis der Übereinstimmung mit einem Arzneimittelbild, dem Simile. In der Similebeziehung liegt die mitmenschliche Behandlungsmöglichkeit, die uns die Homöopathie schenkt. Es lohnt daher die Mühe, das Simile nach den Regeln der homöopathischen Kunst zu erarbeiten. Die Homöopathie bietet die einzige und bewährte Arzneitherapie, die zur Behandlung von Bewegungsstörungen eingesetzt werden kann. Sie erfüllt alle Kriterien einer wissenschaftlichen Therapie, da sie sich auf die nachprüfbaren Krankendaten und auf die ebenso nachprüfbaren Arzneimitteldaten stützt. Durch die Anwendung homöopathischer Arzneien können gerade in der Behandlung von Bewegungsstörugnen die **großen therapeutischen Schwierigkeiten** verringert und sogar vermieden werden.

Literatur

[1] *Thom, H.*: Die infantilen Zerebralparesen, 2. Auflage. Georg Thieme Verlag, Stuttgart 1982.
[2] *David, E.*: s. [1], S. 1.
[3] Aktuell: Das Lexikon der Gegenwart, S. 549. Chronik Verlag, 1984.
[4] *Hahnemann, S.*: Organon der Heilkunst, 6. Aufl:, S. 237. Karl F. Haug Verlag, Heidelberg 1987.
[5] *Pfeiffer, H.*: Sucht — Haltung — Homöopathie. Erfahrungsheilkunde **36** (1987) 908.
[6] *Gerd-Witte, H.*: Kompendium der homöopathischen Arzneisymptome, S. 163. Karl F. Haug Verlag, Heidelberg 1981.
[7] *Mezger, J.*: Gesichtete Homöopathische Arzneimittellehre, 4. Aufl., S. 371. Karl F. Haug Verlag, Heidelberg 1977.
[8] *Hering, C.*: Kurzgefaßte Arzneimittellehre, I. Band, S. 285. Burgdorf Verlag, Göttingen 1979.
[9] *Keller, G. v.* und *J. Künzli v. Fimmelsberg* (Hrsg.): Kent's Repertorium der homöopathischen Arzneimittel, Band I—III, 5. Auflage. Karl F. Haug Verlag, Heidelberg 1979.
[10] s. [6], S. 168.
[11] s. [8], I. Band, S. 293.
[12] s. [7], S. 26.
[13] s. [8], I. Band, S. 493.
[14] s. [8], I. Band, S. 492.
[15] s. [7], S. 47.
[16] s. [8], I. Band, S. 235.
[17] s. [8], I. Band, S. 234.
[18] unvollständig zitierte Arzneimittelrubrik.
[19] *Hahnemann, S.*: Die Chronischen Krankheiten, 3. Nachdruck, Band 4, S. 406. Karl F. Haug Verlag, Heidelberg 1983.
[20] *Barthel, H.* und *W. Klunker*: Synthetisches Repertorium, 3. Aufl., Band I—III. Karl F. Haug Verlag, Heidelberg 1987.
[21] *Dorcsi, M.*: Homöopathie — Eine Lernbuchreihe in 6 Bänden, Band 6: Symptomenverzeichnis, S. 21, Karl F. Haug Verlag, Heidelberg 1985.
[22] *Connert, P. K.*: Documenta Homoeopathica, Band 3/1980, S. 203—226. Karl F. Haug Verlag, Heidelberg.

(Anschrift des Verfassers: Dr. med. *Herbert Pfeiffer*, Kinderarzt – Homöopathie, Fichtestr. 14a, D-65719 Hofheim)